Rutuja Chougale

Avanços nos sistemas lipossómicos de administração de medicamentos: Do conceito à clínica

Rutuja Chougale

Avanços nos sistemas lipossómicos de administração de medicamentos: Do conceito à clínica

Administração lipossómica de medicamentos: Da inovação à clínica

ScienciaScripts

Imprint

Any brand names and product names mentioned in this book are subject to trademark, brand or patent protection and are trademarks or registered trademarks of their respective holders. The use of brand names, product names, common names, trade names, product descriptions etc. even without a particular marking in this work is in no way to be construed to mean that such names may be regarded as unrestricted in respect of trademark and brand protection legislation and could thus be used by anyone.

Cover image: www.ingimage.com

This book is a translation from the original published under ISBN 978-620-7-99787-9.

Publisher:
Sciencia Scripts
is a trademark of
Dodo Books Indian Ocean Ltd. and OmniScriptum S.R.L publishing group

120 High Road, East Finchley, London, N2 9ED, United Kingdom
Str. Armeneasca 28/1, office 1, Chisinau MD-2012, Republic of Moldova, Europe
Printed at: see last page
ISBN: 978-620-8-07783-9

Avanços nos sistemas lipossómicos de administração de medicamentos: Do conceito à aplicação clínica

Menina. R. D. Chougale

Assistente do Profe ssor,

Faculdade de Farmácia Bharati Vidyapeeth, Kolhapur

Índice

1. Introdução aos sistemas lipossómicos de administração de medicamentos:

Definição e história dos lipossomas

Os lipossomas são vesículas esféricas à escala nanométrica com uma ou mais bicamadas de fosfolípidos, que podem encapsular agentes terapêuticos hidrofílicos e lipofílicos. A estrutura da bicamada imita as membranas biológicas, o que torna os lipossomas biocompatíveis e portadores versáteis para a administração de medicamentos. O conceito de lipossomas foi introduzido pela primeira vez no início da década de 1960 pelo hematologista britânico Alec D. Bangham durante os seus estudos sobre fosfolípidos e o seu comportamento em soluções aquosas. As observações iniciais de Bangham, que designou por "bolhas de Bangham", destacaram a formação de estruturas de bicamada fechadas, preparando o terreno para a investigação subsequente sobre as suas potenciais aplicações na medicina.

Evolução dos sistemas lipossómicos de administração de medicamentos

O percurso dos lipossomas, desde a curiosidade laboratorial até aos sistemas de administração de medicamentos clinicamente aprovados, abrange várias décadas de inovação científica e avanço tecnológico.

Década de 1960-1970: Descoberta e investigação fundamental

Após a descoberta inicial de Bangham, a comunidade científica começou a explorar as propriedades e as potenciais utilizações dos lipossomas. Os primeiros estudos centraram-se na compreensão das caraterísticas biofísicas dos lipossomas, tais como o seu tamanho, carga e capacidade de encapsular várias substâncias. Os investigadores também começaram a investigar o potencial dos lipossomas para aumentar a solubilidade e a estabilidade dos medicamentos.

1980s: Desenvolvimento pré-clínico

Na década de 1980, o conceito de utilização de lipossomas como transportadores de fármacos ganhou força. Estudos pré-clínicos demonstraram que os lipossomas podiam alterar a farmacocinética e a biodistribuição dos fármacos encapsulados, conduzindo a melhores resultados terapêuticos. As técnicas de preparação e caraterização dos lipossomas foram aperfeiçoadas, permitindo um maior controlo sobre o tamanho dos lipossomas, a lamelaridade (número de bicamadas) e a eficiência do encapsulamento.

1990s: Ensaios clínicos e aprovação da FDA

A década de 1990 foi um marco significativo com a aprovação do Doxil (doxorrubicina lipossómica) pela FDA em 1995. O Doxil, uma formulação lipossómica do medicamento anticancerígeno doxorrubicina, foi concebido para reduzir a cardiotoxicidade e melhorar o índice terapêutico do medicamento. A aprovação do Doxil validou o potencial clínico dos sistemas lipossómicos de administração de fármacos e estimulou mais investigação e desenvolvimento.

Anos 2000 até à atualidade: Tecnologias avançadas de lipossomas

No século XXI, as tecnologias lipossómicas continuaram a evoluir, incorporando avanços como a modificação da superfície com polietilenoglicol (PEGilação) para prolongar o tempo de circulação e a utilização de ligandos de orientação para a administração de fármacos em locais específicos. Foram também desenvolvidos lipossomas sensíveis a estímulos que libertam a sua carga útil em resposta a estímulos ambientais (por exemplo, pH, temperatura, enzimas), aumentando a precisão e a eficácia da administração de fármacos.

Importância nos produtos farmacêuticos modernos

Os lipossomas tornaram-se uma pedra angular dos produtos farmacêuticos modernos, oferecendo uma plataforma versátil para a administração de uma vasta gama de agentes terapêuticos, incluindo pequenas moléculas, péptidos, proteínas e ácidos nucleicos. As suas propriedades únicas e biocompatibilidade tornam-nos adequados para várias aplicações clínicas, desde a terapia do cancro à administração de vacinas.

Vantagens em relação aos sistemas tradicionais de administração de medicamentos

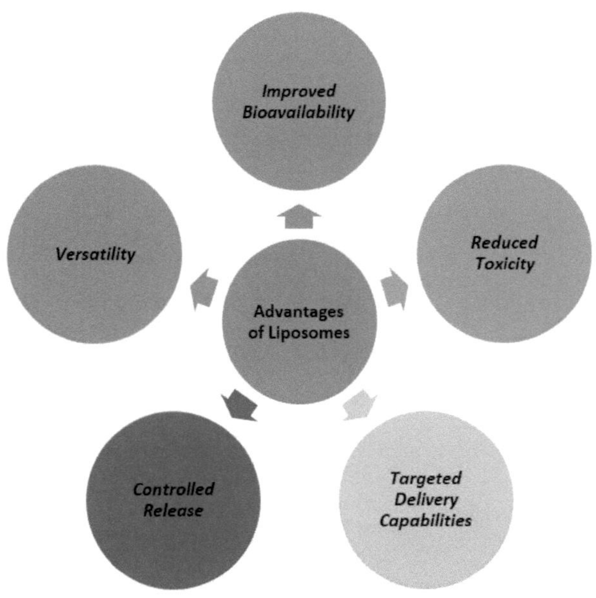

1. Melhoria da biodisponibilidade

Os lipossomas aumentam a biodisponibilidade dos fármacos encapsulados, protegendo-os da degradação enzimática e das condições gastrointestinais adversas. Isto é particularmente benéfico para os medicamentos com fraca solubilidade ou estabilidade, uma vez que os lipossomas podem melhorar a sua absorção e eficácia terapêutica.

2. Toxicidade reduzida

O encapsulamento em lipossomas pode atenuar significativamente a toxicidade sistémica de fármacos potentes. Por exemplo, as formulações lipossómicas de agentes quimioterapêuticos, como a doxorrubicina e o paclitaxel, demonstraram uma redução da cardiotoxicidade e da neurotoxicidade em comparação com os seus homólogos convencionais, melhorando assim a segurança e a tolerabilidade dos doentes.

3. Capacidades de entrega direcionadas

Os lipossomas podem ser concebidos para serem administrados a tecidos ou células específicos, ligando ligandos (por exemplo, anticorpos, péptidos) à sua superfície. Esta abordagem orientada minimiza os efeitos fora do alvo e concentra o agente terapêutico no local de ação, aumentando a eficácia do tratamento e reduzindo os efeitos secundários.

4. Libertação controlada

Os lipossomas oferecem a capacidade de controlar a libertação de fármacos encapsulados, quer passivamente através de difusão, quer ativamente em resposta a estímulos fisiológicos específicos, como alterações de pH, mudanças de temperatura ou atividade enzimática. Esta libertação controlada assegura um efeito terapêutico sustentado, reduz a frequência de dosagem e melhora a adesão do doente.

5. Versatilidade

Os lipossomas são capazes de encapsular uma gama diversificada de agentes terapêuticos, incluindo compostos hidrofílicos, lipofílicos e anfifílicos. Esta versatilidade estende a sua aplicabilidade a várias áreas terapêuticas, incluindo oncologia, doenças infecciosas, terapia genética e administração de vacinas.

2. Tipos de lipossomas e suas propriedades

Os lipossomas podem ser classificados com base na sua composição, modificações da superfície e funcionalização. Cada tipo de lipossoma tem caraterísticas estruturais únicas e aplicações específicas na administração de medicamentos, influenciando o seu comportamento e eficácia.

1. *Lipossomas convencionais*

Descrição e estrutura:

Os lipossomas convencionais, também conhecidos como lipossomas não modificados, são compostos por fosfolípidos naturais ou sintéticos, por vezes incluindo colesterol para aumentar a estabilidade da membrana. Estes lipossomas podem encapsular tanto fármacos hidrofílicos no seu núcleo aquoso como fármacos lipofílicos na sua membrana bicamada.

Propriedades e comportamento:

- Eficiência de encapsulamento: Capaz de encapsular uma vasta gama de agentes terapêuticos.
- Estabilidade: Relativamente estável, mas pode ser suscetível de ser rapidamente eliminado pelo sistema de fagócitos mononucleares (MPS) devido ao reconhecimento de opsoninas.
- Biodistribuição: Tendem a acumular-se no fígado e no baço, onde são rapidamente absorvidos pelos macrófagos.

Aplicações:

- Libertação de fármacos hidrofílicos e lipofílicos.

- Utilizado nas primeiras formulações para a terapia do cancro e tratamentos anti-fúngicos.

2. *Lipossomas PEGilados*

Descrição e estrutura:

Os lipossomas PEGilados são lipossomas convencionais modificados com cadeias de polietilenoglicol (PEG) na sua superfície. A adição de PEG cria uma barreira estérica hidrofílica à volta do lipossoma, aumentando a sua estabilidade e tempo de circulação na corrente sanguínea.

Propriedades e comportamento:

- Longo tempo de circulação: A PEGilação reduz o reconhecimento e a depuração pelo MPS, levando a uma circulação prolongada.
- Imunogenicidade reduzida: A camada de PEG ajuda a evitar a deteção imunitária.
- Biodistribuição melhorada: Acumulação melhorada nos tecidos tumorais devido ao efeito de permeabilidade e retenção melhoradas (EPR).

Aplicações:

- Amplamente utilizado na terapia do cancro, exemplificado pelo Doxil (doxorrubicina lipossomal), que demonstra uma circulação prolongada e uma cardiotoxicidade reduzida.
- Adequado para doenças crónicas que requerem uma administração sustentada de medicamentos.

3. *Imunolipossomas*

Descrição e estrutura:

Os imunolipossomas são lipossomas conjugados com ligandos de orientação, tais como anticorpos, fragmentos de anticorpos ou péptidos que reconhecem e se ligam a antigénios específicos nas células-alvo.

Propriedades e comportamento:

- Entrega direcionada: Elevada especificidade para células ou tecidos-alvo, conduzindo a uma maior eficácia terapêutica.
- Melhoria da absorção celular: Facilita a endocitose mediada pelo recetor, melhorando a entrega do medicamento aos alvos intracelulares.
- Redução dos efeitos fora do alvo: Minimiza os efeitos secundários sistémicos, concentrando o medicamento no local de ação desejado.

Aplicações:

- Terapia contra o cancro orientada, em que os imunolipossomas administram quimioterapêuticos diretamente às células tumorais.
- Entrega de medicamentos a tipos específicos de células em doenças inflamatórias ou auto-imunes.

4. *Lipossomas catiónicos*

Descrição e estrutura:

Os lipossomas catiónicos são compostos por lípidos com carga positiva, o que lhes permite formar complexos com moléculas com carga negativa, como os ácidos nucleicos.

Propriedades e comportamento:

- Elevada afinidade para ácidos nucleicos: eficaz no encapsulamento e entrega de ADN, ARN e siRNA.

- Interação celular melhorada: A carga positiva facilita a ligação às membranas celulares carregadas negativamente, promovendo a absorção celular.

- Eficiência de transfecção: São habitualmente utilizados na entrega de genes devido à sua capacidade de proteger os ácidos nucleicos e facilitar a transfecção.

Aplicações:

- Terapia genética, incluindo a administração de ADN plasmídico e terapêuticas de interferência de ARN (ARNi).

- Administração de vacinas, em que os lipossomas catiónicos melhoram a resposta imunitária através da administração de vacinas de ácido nucleico.

5. *Lipossomas furtivos*

Descrição e estrutura:

Os lipossomas furtivos são um subconjunto de lipossomas PEGilados concebidos para evitar a deteção pelo sistema imunitário. Incorporam cadeias de PEG ou outros materiais furtivos para aumentar a sua biocompatibilidade e tempo de circulação.

Propriedades e comportamento:

- Circulação melhorada: A PEGilação e outras modificações furtivas reduzem a opsonização e a depuração pelo MPS.

- Maior estabilidade: Estável na corrente sanguínea, permitindo a libertação prolongada do fármaco.

- Acumulação selectiva: Tirar partido do efeito EPR para acumular preferencialmente em tecidos tumorais ou locais de inflamação.

Aplicações:

- Sistemas de administração de medicamentos a longo prazo para doenças crónicas.

- Aplicações oncológicas, em que os lipossomas furtivos fornecem quimioterapêuticos com efeitos secundários reduzidos e maior eficácia.

- Utilizado no desenvolvimento de agentes de diagnóstico de longa circulação e sondas de imagiologia.

3. Mecanismos de encapsulamento e libertação de fármacos
Princípios de encapsulamento de medicamentos

O encapsulamento de fármacos em lipossomas envolve a incorporação de agentes terapêuticos na estrutura lipossomal, quer no núcleo aquoso, no caso dos fármacos hidrofílicos, quer na bicamada lipídica, no caso dos fármacos lipofílicos. O processo de encapsulamento tem por objetivo proteger o fármaco da degradação, melhorar a sua biodisponibilidade e facilitar a administração orientada.

Métodos de carregamento de fármacos

1. Carregamento passivo:

A carga passiva baseia-se na incorporação natural de fármacos nos lipossomas durante a sua formação. Este método pode ainda ser dividido em:

a. Hidratação de uma película fina de lípidos: Uma película fina de lípidos é hidratada com uma solução aquosa que contém o fármaco. Os lipossomas formam-se espontaneamente, encapsulando fármacos hidrofílicos no seu núcleo aquoso.

b. Evaporação de fase reversa: Os lípidos são dissolvidos num solvente orgânico, misturados com uma solução aquosa de fármaco e depois evaporados para formar uma fase gelatinosa que encapsula o fármaco.

Vantagens:

- Processo simples e direto.
- Adequado para medicamentos que são estáveis no meio de hidratação.

Desvantagens:

- Eficiência de encapsulamento limitada.
- Podem ocorrer fugas de medicamentos durante o armazenamento.

2. Carregamento ativo (carregamento remoto):

O carregamento ativo envolve a criação de um gradiente transmembranar (por exemplo, gradiente de pH ou iónico) para conduzir o fármaco para o lipossoma. As técnicas mais comuns incluem:

a. Carregamento em gradiente de pH: Os lipossomas são preparados com um interior ácido e um exterior neutro. Um fármaco fracamente básico atravessa a membrana na sua forma não carregada e torna-se protonado e aprisionado no interior do núcleo ácido.

b. Gradiente de sulfato de amónio: Os lipossomas são preparados com sulfato de amónio no interior e um tampão externo. O fármaco, muitas vezes fracamente básico, difunde-se no lipossoma e fica preso, formando um complexo insolúvel com o sulfato.

Vantagens:

- Elevada eficiência de encapsulamento.
- Redução da fuga de medicamentos e melhor retenção.

Desvantagens:

- Processo de preparação mais complexo.
- Não é adequado para todos os medicamentos.

Mecanismos de libertação

Os lipossomas podem ser concebidos de forma a libertarem a sua carga útil em resposta a estímulos específicos no local-alvo, melhorando a entrega direcionada e a eficácia terapêutica.

1. Libertação sensível ao pH:

Os lipossomas podem ser concebidos para libertar o seu conteúdo em resposta a ambientes ácidos, como os que se encontram nos tecidos tumorais ou em compartimentos intracelulares como os endossomas e os lisossomas.

Mecanismo:

Os lipossomas contêm lípidos sensíveis ao pH que desestabilizam a bicamada a um pH baixo.

O ambiente ácido faz com que os lípidos sofram alterações de conformação, levando à fusão ou rutura da membrana e à subsequente libertação do fármaco.

Aplicações:

Terapia do cancro orientada, em que o microambiente ácido do tumor desencadeia a libertação de fármacos.

2. Libertação sensível à temperatura:

Os lipossomas sensíveis à temperatura libertam a sua carga em resposta a temperaturas elevadas, normalmente na gama da hipertermia ligeira (39-42°C).

Mecanismo:

Os lipossomas são formulados com lípidos termossensíveis que se tornam mais fluidos a temperaturas mais elevadas.

Ao atingir o local alvo e ao ser exposta à hipertermia, a membrana do lipossoma torna-se permeável, permitindo a libertação do fármaco.

Aplicações:

Tratamento de hipertermia localizada na terapia do cancro para melhorar a administração de medicamentos aos tumores.

3. Libertação sensível às enzimas:

Os lipossomas sensíveis às enzimas libertam a sua carga útil na presença de enzimas específicas que estão sobre-expressas em determinadas doenças.

Mecanismo:

Os lipossomas são concebidos com ligações lipídicas ou peptídicas que são clivadas por enzimas alvo.

A ação enzimática desestabiliza a membrana do lipossoma, facilitando a libertação do fármaco.

Aplicações:

Entrega direcionada em doenças em que enzimas específicas estão sobre-reguladas, como certos cancros ou condições inflamatórias.

4. Técnicas de fabrico de lipossomas
Os lipossomas são vesículas esféricas com uma bicamada de fosfolípidos, amplamente utilizadas em sistemas de administração de fármacos devido à sua capacidade de encapsular fármacos hidrofílicos e hidrofóbicos. Existem várias técnicas de fabrico, cada uma com vantagens e limitações distintas. Aqui está um olhar aprofundado sobre os principais métodos utilizados para produzir lipossomas:

a) Hidratação de película fina (Método Bangham)

Processo:

- Os fosfolípidos são dissolvidos num solvente orgânico.
- O solvente é evaporado para formar uma fina película lipídica nas paredes de um balão de fundo redondo.
- A película é hidratada com uma solução aquosa, formando vesículas multilamelares (MLVs).

Vantagens:

- Simples e muito utilizado.
- Adequado para uma vasta gama de fosfolípidos.
- Capaz de produzir grandes quantidades.

Limitações:

- Heterogeneidade de tamanho dos lipossomas.
- Requer processamento adicional (por exemplo, extrusão ou sonicação) para reduzir o tamanho e melhorar a uniformidade.
- Possível baixa eficiência de encapsulamento para fármacos hidrofílicos.

Otimização:

- Sonicação ou extrusão através de membranas de policarbonato para produzir vesículas unilamelares mais pequenas (SUVs).
- Utilização de condições de hidratação controladas e controlo preciso da temperatura para melhorar a eficiência do encapsulamento.

b) Evaporação em fase inversa

Processo:

- Os fosfolípidos são dissolvidos num solvente orgânico e misturados com uma fase aquosa que contém o medicamento.
- A mistura é emulsionada para formar emulsões de água em óleo.
- O solvente é evaporado sob pressão reduzida para formar lipossomas.

Vantagens:

- Elevada eficiência de encapsulamento, especialmente para fármacos hidrofílicos.
- Produz grandes vesículas unilamelares (LUVs).

Limitações:

- Os resíduos de solvente orgânico podem ser difíceis de remover completamente.
- Processo complexo e moroso.

Otimização:

- Seleção de solventes orgânicos adequados que possam ser facilmente removidos.

- Utilização de mistura de alto cisalhamento para criar emulsões estáveis.

c) Injeção de etanol

Processo:

- Os fosfolípidos são dissolvidos em etanol.
- A solução lipídica etanólica é rapidamente injectada numa solução aquosa contendo o fármaco, levando à formação espontânea de lipossomas.

Vantagens:

- Simples e rápido.
- Adequado para a produção em grande escala.
- Produz pequenas vesículas unilamelares (SUVs).

Limitações:

- Possível toxicidade do etanol.
- Baixa eficiência de encapsulamento para fármacos hidrofílicos.
- Controlo limitado do tamanho e da polidispersão dos lipossomas.

Otimização:

- Remoção gradual do etanol ou diálise para reduzir o teor de etanol.
- Afinação fina dos parâmetros de injeção (por exemplo, taxa de injeção e concentração de lípidos) para controlar o tamanho dos lipossomas.

d) Métodos microfluídicos

Processo:

- Os fosfolípidos e os fármacos são misturados em canais microfluídicos, permitindo um controlo preciso da mistura e da formação dos lipossomas.

Vantagens:

- Elevada reprodutibilidade e escalabilidade.
- Controlo preciso do tamanho e uniformidade dos lipossomas.
- Baixo consumo de energia em comparação com os métodos tradicionais.

Limitações:

- Requer equipamento especializado.
- Potencial entupimento dos microcanais.
- Limitado pela viscosidade das soluções.

Otimização:

- Utilização de concepções microfluídicas optimizadas para evitar o entupimento.
- Integração com ferramentas de caraterização em linha para monitorizar o tamanho e a distribuição dos lipossomas.
- e) Tecnologia de fluidos supercríticos

Processo:

- Os fosfolípidos e os fármacos são dissolvidos num fluido supercrítico (por exemplo, CO_2).
- A rápida expansão da solução supercrítica leva à formação de lipossomas.

Vantagens:

- Sem resíduos de solventes orgânicos.

- Amigo do ambiente e escalável.

- Produz lipossomas com elevada eficiência de encapsulamento.

Limitações:

- Custo de instalação inicial elevado.

- Requer um controlo preciso da temperatura e da pressão.

- Conhecimentos e experiência limitados no sector farmacêutico.

Otimização:

- Ajuste fino dos parâmetros do fluido supercrítico para obter as caraterísticas desejadas dos lipossomas.

- Combinação com outras técnicas (por exemplo, microfluídica) para um melhor controlo.

Aplicações e otimização para diferentes fármacos

A. Fármacos hidrofílicos:

Os métodos de evaporação em fase inversa e de hidratação em película fina são frequentemente preferidos devido a uma maior eficiência de encapsulamento.

A otimização envolve o ajuste fino da composição lipídica e das condições de hidratação.

B. Fármacos hidrofóbicos:

Os métodos de injeção de etanol e de hidratação em película fina funcionam bem, uma vez que os fármacos hidrofóbicos se integram facilmente na bicamada lipídica.

A otimização inclui a seleção de lípidos com uma hidrofobicidade adequada e o ajuste da composição do solvente.

C. Aplicações terapêuticas:

Terapia do cancro: Os lipossomas podem ser concebidos com ligandos de direcionamento (por exemplo, anticorpos) para administrar agentes quimioterapêuticos diretamente às células tumorais, minimizando a toxicidade sistémica.

Doenças infecciosas: Os lipossomas podem encapsular antibióticos, aumentando a sua estabilidade e reduzindo as doses necessárias.

Vacinas: Os lipossomas podem servir como adjuvantes, melhorando a resposta imunitária aos antigénios encapsulados.

A escolha da técnica adequada de fabrico de lipossomas depende das propriedades físico-químicas do fármaco e da aplicação terapêutica. Cada método oferece vantagens e limitações únicas, e a otimização requer frequentemente uma combinação de técnicas e um controlo cuidadoso dos parâmetros da formulação. Os avanços tecnológicos, como a microfluídica e a tecnologia de fluido supercrítico, estão a melhorar a precisão e a escalabilidade da produção de lipossomas, abrindo novas vias para a sua utilização em vários domínios médicos.

5. Caracterização e Controlo de Qualidade de Formulações Lipossomais

A caraterização abrangente e o controlo de qualidade das formulações lipossomais envolvem várias técnicas e instrumentos analíticos para garantir a sua eficácia, estabilidade e segurança. Segue-se uma explicação mais pormenorizada destes métodos:

a) Análise do tamanho das partículas

Determina a distribuição do tamanho dos lipossomas, que tem impacto na distribuição biológica, na absorção celular e na depuração.

Influencia os perfis de libertação de fármacos e a eficácia terapêutica.

Técnicas e instrumentos:

a. Dispersão dinâmica da luz (DLS):

Princípio: Mede as flutuações de intensidade da luz dispersa causadas pelo movimento browniano das partículas.

Saída: Fornece o diâmetro hidrodinâmico (média Z) e o índice de polidispersão (PDI), indicando a distribuição e uniformidade do tamanho.

Exemplo de instrumento: Zetasizer Nano ZS (Malvern Panalytical).

b. Difração laser:

Princípio: Mede a variação angular da intensidade da luz dispersa pelas partículas de uma amostra.

Saída: Fornece um perfil de distribuição de tamanhos para uma vasta gama de tamanhos de partículas.

Exemplo de instrumento: Mastersizer 3000 (Malvern Panalytical).

c. Microscopia eletrónica de transmissão criogénica (Crio-TEM):

Princípio: Utiliza técnicas criogénicas para visualizar a morfologia e o tamanho dos lipossomas com uma resolução nanométrica.

Saída: Fornece imagens estruturais detalhadas, incluindo lamelaridade e tamanho.

Exemplo de instrumento: Talos Arctica (Thermo Fisher Scientific).

b) *Medição do Potencial Zeta*

Importância:

Indica a carga superficial dos lipossomas, influenciando a estabilidade, a agregação e a interação com as membranas biológicas.

Afecta a estabilidade coloidal e o prazo de validade.

Técnicas e instrumentos:

a. Dispersão Electrofórica da Luz (ELS):

Princípio: Mede a velocidade das partículas carregadas sob um campo elétrico para determinar a sua mobilidade electroforética, que é convertida em potencial zeta.

Exemplo de instrumento: Zetasizer Nano ZS (Malvern Panalytical).

c) *Eficiência do encapsulamento*

Importância:

Mede a proporção de fármaco encapsulado nos lipossomas em relação ao fármaco total adicionado.

Afecta a eficácia terapêutica e os requisitos de dosagem.

Técnicas e instrumentos:

a. Ultracentrifugação:

Princípio: A centrifugação a alta velocidade separa os fármacos encapsulados dos fármacos livres com base na densidade.

Procedimento: Os lipossomas são granulados por ultracentrifugação e o sobrenadante que contém o fármaco livre é analisado.

Exemplo de instrumento: Ultracentrifugadora Optima XPN-100 (Beckman Coulter).

b. Diálise:

Princípio: Separa o fármaco livre dos lipossomas utilizando uma membrana semipermeável.

Procedimento: A suspensão de lipossomas é colocada num saco de diálise imerso em tampão; o fármaco livre difunde-se e é quantificado.

Exemplo de instrumento: Cassetes de diálise (Thermo Fisher Scientific).

c. Cromatografia líquida de alta resolução (HPLC):

Princípio: Separa e quantifica componentes com base nas suas interações com uma fase estacionária sob alta pressão.

Procedimento: Os lipossomas são rompidos para libertar o fármaco, que é depois quantificado por HPLC.

Exemplo de instrumento: 1260 Infinity II LC System (Agilent Technologies).

d) Estudos de estabilidade

Importância:

Avalia o prazo de validade e a estabilidade das formulações lipossómicas em várias condições.

Garante que a formulação permanece eficaz e segura ao longo do tempo.

Parâmetros e técnicas:

a. Estabilidade física:

Técnicas: Monitorizado através de medições do tamanho das partículas e do potencial zeta ao longo do tempo.

Instrumentos: Zetasizer Nano ZS (Malvern Panalytical), Mastersizer 3000 (Malvern Panalytical).

b. Estabilidade química:

Técnicas: Avalia a degradação de lípidos e fármacos encapsulados utilizando HPLC e espetrometria de massa (MS).

Instrumentos: 1260 Infinity II LC System (Agilent Technologies), Q Exactive HF Mass Spectrometer (Thermo Fisher Scientific).

c. Estabilidade térmica:

Técnicas: Avaliado utilizando a Calorimetria Exploratória Diferencial (DSC) para avaliar as transições de fase dos lípidos.

Instrumentos: DSC 8500 (PerkinElmer).

d. Estabilidade oxidativa:

Técnicas: Monitorizado através da medição dos produtos de peroxidação lipídica utilizando o ensaio de substâncias reactivas do ácido tiobarbitúrico (TBARS).

Instrumentos: Espectrofotómetro UV-Visível (Thermo Fisher Scientific).

Aspectos críticos do controlo de qualidade:

a. Esterilidade:

Técnicas: Assegura a ausência de contaminação microbiana através de filtração por membrana ou inoculação direta.

Instrumentos: Sistema Steritest (Millipore).

b. Níveis de endotoxinas:

Técnicas: Detecta endotoxinas bacterianas utilizando o ensaio de lisado de amebócitos de Limulus (LAL).

Instrumentos: Sistema Endosafe (Charles River Laboratories).

c. Análise de solventes residuais:

Técnicas: Assegura a remoção completa de solventes orgânicos utilizando a cromatografia gasosa (GC).

Instrumentos: Sistema GC 7890B (Agilent Technologies).

d. pH e Osmolaridade:

Técnicas: Assegura que as formulações são compatíveis com as condições fisiológicas.

Instrumentos: Medidor de pH SevenExcellence (Mettler Toledo), Osmómetro Multi-Amostra Modelo 2020 (Advanced Instruments).

Caracterizar e garantir a qualidade das formulações lipossómicas é fundamental para a sua eficácia e segurança terapêuticas. A utilização de uma gama de técnicas e instrumentos analíticos permite uma avaliação abrangente e o controlo de parâmetros-chave, garantindo produtos lipossómicos consistentes e eficazes. Os avanços nas tecnologias analíticas continuam a melhorar a nossa capacidade de otimizar e controlar as formulações lipossomais para várias aplicações terapêuticas.

6. Desafios e soluções na administração lipossómica de medicamentos

A. Questões de estabilidade:

Os lipossomas podem ser instáveis durante o armazenamento e após a administração, levando à degradação, agregação ou fusão dos lipossomas, o que pode reduzir a sua eficácia.

Soluções potenciais:

- Otimização da composição lipídica: A utilização de uma combinação de fosfolípidos saturados e colesterol pode aumentar a estabilidade da membrana.
- Crioprotectores: A incorporação de crioprotectores como a trealose durante o processo de liofilização pode melhorar a estabilidade dos lipossomas.
- Métodos de esterilização: A utilização de métodos de esterilização suaves, como a filtração estéril em vez da autoclavagem, ajuda a manter a integridade dos lipossomas.

B. Fuga de medicamentos:

Os fármacos encapsulados podem sair dos lipossomas durante o armazenamento ou a circulação, reduzindo a eficácia terapêutica.

Soluções potenciais:

- Técnicas de elevada eficiência de encapsulamento: A utilização de métodos de carga ativa (por exemplo, gradiente de pH, gradiente de sulfato de amónio) pode melhorar a retenção do fármaco.
- Agentes estabilizadores: A adição de agentes estabilizadores como o colesterol pode aumentar a rigidez da bicamada, reduzindo a fuga do fármaco.

- Revestimentos de superfície: A aplicação de revestimentos como a PEGilação pode proporcionar uma barreira estérica, evitando a libertação prematura.

C. Aumento de escala e fabrico:

A produção de lipossomas em grande escala, mantendo a consistência e a qualidade, pode ser um desafio.

Soluções potenciais:

- Protocolos padronizados: Desenvolvimento de protocolos robustos e reprodutíveis para a preparação e caraterização de lipossomas.
- Processos de fabrico contínuos: A implementação de técnicas de fabrico contínuo pode melhorar a escalabilidade e a consistência.
- Medidas de controlo de qualidade: Estabelecimento de medidas rigorosas de controlo de qualidade, incluindo análise do tamanho das partículas, medição do potencial zeta e avaliações da eficiência do encapsulamento.

D. Variabilidade de lote para lote:

As variações entre lotes podem afetar a eficácia e a segurança das formulações lipossomais.

Soluções potenciais:

- Otimização do processo: Otimização consistente do processo de preparação de lipossomas para minimizar a variabilidade
- Monitorização durante o processo: Empregar a monitorização em tempo real de parâmetros críticos (por exemplo, hidratação de lípidos, condições de mistura) para garantir a uniformidade.

- Procedimentos Operacionais Normalizados (PONs): Desenvolvimento e cumprimento dos PONs para cada etapa do processo de produção de lipossomas.

E. Tempo de circulação curto:

Os lipossomas não modificados podem ser rapidamente eliminados pelo sistema de fagócitos mononucleares (MPS), o que limita o seu potencial terapêutico.

Soluções potenciais:

- PEGilação: Adição de cadeias de polietilenoglicol (PEG) à superfície do lipossoma para criar lipossomas estericamente estabilizados com tempo de circulação prolongado.
- Lipossomas furtivos: Desenvolvimento de lipossomas furtivos com modificações adicionais da superfície para evitar o reconhecimento imunitário.

F. Desafios da entrega direcionada:

Pode ser difícil conseguir uma entrega eficiente e específica de lipossomas a tecidos ou células-alvo.

Soluções potenciais:

- Ligandos de direcionamento: Conjugação de ligandos de direcionamento (por exemplo, anticorpos, péptidos) à superfície do lipossoma para direcionamento ativo.
- Lipossomas responsivos a estímulos: Conceção de lipossomas que libertam a sua carga útil em resposta a estímulos específicos (por exemplo, pH, temperatura, enzimas) no local alvo.
- Otimização do tamanho das partículas: Ajustar o tamanho das partículas dos lipossomas para otimizar a biodistribuição e

melhorar o direcionamento passivo através do efeito de permeabilidade e retenção melhoradas (EPR).

O desenvolvimento e a produção de sistemas lipossómicos de administração de fármacos envolvem a resolução de vários desafios para garantir a estabilidade, a eficácia e a escalabilidade. Ao empregar várias estratégias, como a otimização da composição lipídica, a utilização de técnicas avançadas de carregamento de fármacos e a implementação de medidas rigorosas de controlo de qualidade, estes desafios podem ser geridos de forma eficaz. A inovação e a investigação contínuas são essenciais para ultrapassar as barreiras existentes e libertar todo o potencial dos sistemas lipossómicos de administração de fármacos em aplicações clínicas.

7. Aplicações clínicas dos sistemas lipossómicos de administração de medicamentos

Os lipossomas revolucionaram o campo da administração de fármacos, oferecendo inúmeras vantagens, tais como uma melhor biodisponibilidade, toxicidade reduzida e administração direcionada. Esta secção apresenta uma análise aprofundada das aplicações clínicas dos sistemas de administração de fármacos lipossómicos em várias áreas terapêuticas, incluindo a oncologia, as doenças infecciosas e a terapia genética, salientando o impacto significativo e os benefícios destas formulações.

a) Oncologia

A terapia do cancro beneficiou muito com o advento dos sistemas lipossómicos de administração de medicamentos. A quimioterapia tradicional é frequentemente limitada pela sua inespecificidade, conduzindo a efeitos secundários graves devido aos danos causados às células saudáveis. As formulações lipossómicas proporcionam um meio de melhorar o índice terapêutico dos agentes anticancerígenos, aumentando a acumulação de fármacos nos tecidos tumorais e minimizando a toxicidade sistémica.

Benefícios das formulações lipossomais em oncologia

1. Aumento da acumulação de fármacos:

Os lipossomas melhoram a acumulação de agentes quimioterapêuticos nos tecidos tumorais através do efeito de permeabilidade e retenção melhoradas (EPR). Os tumores têm uma vasculatura com fugas, permitindo que os lipossomas se acumulem preferencialmente no interstício tumoral.

2. Toxicidade reduzida:

Ao encapsular os fármacos citotóxicos, os lipossomas reduzem a exposição dos tecidos saudáveis, minimizando assim os efeitos adversos, como a cardiotoxicidade e a mielossupressão. Por exemplo, o Doxil, uma formulação lipossómica de doxorrubicina, demonstrou uma redução da cardiotoxicidade em comparação com a doxorrubicina convencional.

3. Circulação prolongada:

Os lipossomas PEGylated, com o seu tempo de circulação prolongado, asseguram que o medicamento permanece na corrente sanguínea o tempo suficiente para atingir o local do tumor, melhorando os resultados terapêuticos.

Principais medicamentos lipossomais em oncologia

Doxil (Doxorrubicina lipossómica):

Aprovado para o tratamento do cancro do ovário, do sarcoma de Kaposi e do mieloma múltiplo.

Demonstra uma redução da cardiotoxicidade e uma maior eficácia no tratamento de tumores.

Myocet (Doxorrubicina lipossómica nãoPEGilada):

Utilizado em combinação com ciclofosfamida no tratamento do cancro da mama metastático.

Oferece um perfil de segurança favorável em comparação com a doxorrubicina convencional.

DepoCyt (citarabina lipossómica):

Indicado para a meningite linfomatosa.

Proporciona uma libertação sustentada de citarabina, conduzindo a uma ação terapêutica prolongada.

Onivyde (Irinotecano lipossómico):

Aprovado para o cancro pancreático metastático em combinação com fluorouracilo e leucovorina.

Aumenta a estabilidade e a biodisponibilidade do irinotecano, melhorando os resultados clínicos.

b) Doenças infecciosas

As doenças infecciosas, em particular as causadas por bactérias, fungos e vírus, representam desafios significativos para a saúde. Os sistemas lipossómicos de administração de medicamentos surgiram como ferramentas eficazes no combate a estas infecções, melhorando a farmacocinética e a biodistribuição dos agentes antimicrobianos.

Benefícios das formulações lipossomais nas doenças infecciosas

1. Entrega direcionada:

Os lipossomas podem ser concebidos para atacar agentes patogénicos específicos ou tecidos infectados, aumentando a eficácia dos agentes antimicrobianos e reduzindo a toxicidade sistémica.

2. Melhoria da farmacocinética:

As formulações lipossómicas podem proteger os agentes antimicrobianos da degradação e prolongar a sua semi-vida, assegurando níveis terapêuticos sustentados no organismo.

3. Redução da resistência aos medicamentos:

A encapsulação de fármacos em lipossomas pode reduzir o aparecimento de resistência aos fármacos, mantendo as concentrações terapêuticas dos fármacos no local da infeção.

Principais fármacos lipossomais em doenças infecciosas

Ambisome (Anfotericina B lipossómica):

Utilizado no tratamento de infecções fúngicas sistémicas e da leishmaniose visceral.

Demonstra uma nefrotoxicidade reduzida e uma eficácia melhorada em comparação com a anfotericina B convencional.

Amikacin Liposome Inhalation Suspension:

Aprovado para o tratamento da doença pulmonar causada pelo complexo Mycobacterium avium (MAC).

Fornece elevadas concentrações de amicacina diretamente aos pulmões, aumentando a eficácia terapêutica.

VivaGel (Gel Antiviral Lipossómico):

Concebido para prevenir as infecções sexualmente transmissíveis causadas pelo VIH e pelo VHS.

Proporciona uma libertação sustentada de agentes antivirais, reduzindo o risco de transmissão.

c) *Terapia genética*

A terapia genética é muito promissora para o tratamento de doenças genéticas, cancro e outras doenças. As formulações lipossómicas oferecem um meio seguro e eficaz de administrar ácidos nucleicos, como o ADN, o ARN e o pequeno ARN de interferência (siRNA), às células-alvo.

Benefícios das formulações lipossomais na terapia genética

1. Proteção dos ácidos nucleicos:

Os lipossomas protegem os ácidos nucleicos da degradação enzimática, aumentando a sua estabilidade e biodisponibilidade.

2. Eficiente absorção celular:

Os lipossomas catiónicos, em particular, facilitam a absorção celular de ácidos nucleicos através de interações electrostáticas com membranas celulares carregadas negativamente.

3. Entrega direcionada:

A modificação da superfície com ligandos de direcionamento pode direcionar os lipossomas para células ou tecidos específicos, melhorando a precisão da entrega de genes.

Principais fármacos lipossómicos na terapia genética

Patisiran (siRNA lipossómico):

Aprovado para o tratamento da amiloidose hereditária mediada pela transtirretina.

Utiliza nanopartículas lipídicas para fornecer siRNA, reduzindo a produção de proteínas causadoras de doenças.

Onpattro (Terapêutica RNAi lipossómica):

Trata a polineuropatia causada pela amiloidose transtirretina hereditária.

Utiliza nanopartículas lipídicas para a entrega orientada de moléculas de RNAi, suprimindo a progressão da doença.

Gendicina (vetor adenoviral lipossomal):

Terapia genética para o carcinoma de células escamosas da cabeça e do pescoço.

Fornece o gene p53 às células cancerígenas, restaurando a função supressora de tumores e inibindo o crescimento do tumor.

d) Outras áreas terapêuticas

Doenças cardiovasculares

Os lipossomas têm demonstrado potencial na administração de fármacos para o tratamento de doenças cardiovasculares, como a aterosclerose e o enfarte do miocárdio. As formulações lipossómicas podem aumentar a biodisponibilidade e a eficácia terapêutica dos medicamentos cardiovasculares, reduzindo simultaneamente os efeitos secundários sistémicos.

Alprostadil lipossómico:

Utilizado para tratar a doença arterial periférica e a isquemia crítica dos membros.

Aumenta a estabilidade e a biodisponibilidade do alprostadil, melhorando os resultados terapêuticos.

Doenças oftálmicas

Os lipossomas constituem uma abordagem promissora para o tratamento de doenças oftálmicas, proporcionando a libertação sustentada e a administração orientada de fármacos no olho.

Ciclosporina lipossómica:

Utilizado para o tratamento da doença do olho seco.

Proporciona uma libertação sustentada de ciclosporina, melhorando a adesão do doente e a eficácia terapêutica.

Distúrbios neurológicos

Os lipossomas podem atravessar a barreira hemato-encefálica (BBB), oferecendo um meio de administrar medicamentos para o tratamento de doenças neurológicas como a doença de Alzheimer, a doença de Parkinson e os tumores cerebrais.

Doxorrubicina lipossómica:

Investigado para o tratamento do glioblastoma multiforme.

Melhora a administração de medicamentos ao cérebro, melhorando a eficácia terapêutica.

Os lipossomas tiveram um impacto significativo em várias áreas terapêuticas, oferecendo inúmeras vantagens em relação aos sistemas convencionais de administração de medicamentos. A sua capacidade para melhorar a biodisponibilidade dos fármacos, reduzir a toxicidade e permitir uma administração orientada transformou o panorama do tratamento de doenças como o cancro, as doenças infecciosas e as doenças genéticas. A investigação e o desenvolvimento contínuos dos sistemas lipossómicos de administração de medicamentos são muito promissores para dar resposta a necessidades médicas não satisfeitas e melhorar os resultados dos doentes numa vasta gama de áreas terapêuticas.

8. Estudos de casos de medicamentos lipossómicos bem sucedidos

Estudo de caso 1: Doxil (Doxorrubicina lipossómica)

Desenvolvimento

Doxil, o primeiro medicamento lipossómico aprovado pela FDA, encapsula a doxorrubicina, um agente quimioterapêutico amplamente utilizado. Desenvolvido pela SEQUUS Pharmaceuticals, Inc. (atualmente parte da Johnson & Johnson), o Doxil utiliza lipossomas PEGilados para prolongar o tempo de circulação e melhorar a administração do fármaco aos tecidos tumorais através do efeito de permeabilidade e retenção melhoradas (EPR).

Caraterísticas principais:

PEGilação: Adiciona polietilenoglicol (PEG) à superfície do lipossoma, criando uma barreira hidrofílica que reduz o reconhecimento e a eliminação pelo sistema de fagócitos mononucleares (MPS).

Estabilidade melhorada: A incorporação de colesterol e uma composição estável da bicamada lipídica asseguram uma retenção e estabilidade prolongadas do fármaco.

Ensaios clínicos

Ensaios de fase I e II:

Demonstrou a segurança e a tolerabilidade de Doxil em doentes com vários tipos de cancro, incluindo cancro do ovário, cancro da mama e sarcoma de Kaposi.

Mostrou uma atividade antitumoral promissora e uma cardiotoxicidade reduzida em comparação com a doxorrubicina convencional.

Ensaios de fase III:

Confirmou a eficácia e segurança de Doxil em doentes com cancro do ovário avançado e sarcoma de Kaposi relacionado com a SIDA.

Destacou melhorias significativas nas taxas de sobrevivência sem progressão e de resposta global.

Sucesso no mercado

Aprovação e comercialização:

Aprovação pela FDA em 1995 para o tratamento do sarcoma de Kaposi relacionado com a SIDA.

Aprovações subsequentes para o cancro do ovário, mieloma múltiplo e cancro da mama.

Impacto no mercado:

O sucesso de Doxil pode ser atribuído à sua tecnologia inovadora de PEGilação, que reduz significativamente a cardiotoxicidade, uma das principais limitações da doxorrubicina convencional.

Amplamente adotado na prática clínica, estabelecendo os lipossomas PEGylated como uma plataforma valiosa para a terapia do cancro.

Factores-chave que contribuem para o sucesso:

Conceção inovadora: A PEGilação aumenta o tempo de circulação, melhorando a administração do medicamento aos tumores.

Eficácia clínica: Demonstrou melhorias significativas nos resultados dos doentes e reduziu os efeitos secundários.

Marcos regulamentares: Obteve a aprovação da FDA para várias indicações, expandindo o seu alcance no mercado.

Estudo de caso 2: Ambisome (Anfotericina B lipossómica)

Desenvolvimento

O Ambisome, desenvolvido pela Gilead Sciences, Inc., encapsula a anfotericina B, um potente agente antifúngico. A anfotericina B convencional está associada a uma nefrotoxicidade grave, o que limita a sua utilização. A formulação lipossómica do Ambisome aumenta o índice terapêutico do medicamento, reduzindo a toxicidade e melhorando a eficácia.

Caraterísticas principais:

Encapsulamento lipossómico: A anfotericina B é encapsulada em lipossomas, reduzindo a interação direta com as células renais e minimizando a nefrotoxicidade.

Entrega melhorada: Os lipossomas facilitam a entrega direcionada às células fúngicas, aumentando a concentração do medicamento no local da infeção.

Ensaios clínicos

Ensaios de fase I e II:

Avaliou a segurança e a farmacocinética do Ambisome em doentes com infecções fúngicas sistémicas.

Mostrou uma redução significativa da nefrotoxicidade e uma melhor tolerabilidade em comparação com a anfotericina B convencional.

Ensaios de fase III:

Demonstrou eficácia e segurança superiores no tratamento de infecções fúngicas sistémicas e leishmaniose visceral.

Destacou a redução da incidência de reacções relacionadas com a infusão e toxicidade renal.

Sucesso no mercado

Aprovação e comercialização:

Aprovado pela FDA em 1997 para o tratamento de infecções fúngicas sistémicas e leishmaniose visceral.

Amplamente utilizado na prática clínica, especialmente em doentes imunocomprometidos, como os doentes com VIH/SIDA ou submetidos a quimioterapia.

Impacto no mercado:

O sucesso do Ambisome deve-se à sua capacidade de administrar doses elevadas de anfotericina B com uma toxicidade significativamente reduzida.

Estabelecido como o padrão de ouro para o tratamento de infecções fúngicas graves, particularmente em populações de doentes de alto risco.

Factores-chave que contribuem para o sucesso:

Toxicidade reduzida: O encapsulamento lipossómico minimiza a nefrotoxicidade, uma das principais limitações da anfotericina B convencional.

Eficácia clínica: Eficácia e segurança superiores comprovadas em ensaios clínicos.

Aceitação no mercado: Amplamente adotado na prática clínica devido à melhoria dos resultados e da tolerabilidade dos doentes.

Estudo de caso 3: Onivyde (Irinotecano lipossómico)

Desenvolvimento

O Onivyde, desenvolvido pela Merrimack Pharmaceuticals e atualmente comercializado pela Ipsen, encapsula o irinotecano, um agente quimioterapêutico utilizado no tratamento do cancro do pâncreas. A formulação lipossómica aumenta a estabilidade e a biodisponibilidade do irinotecano, melhorando a sua eficácia terapêutica.

Caraterísticas principais:

Encapsulamento lipossómico: Aumenta a estabilidade do irinotecano, permitindo a libertação sustentada do fármaco e uma melhor farmacocinética.

Entrega direcionada: Os lipossomas acumulam-se preferencialmente nos tecidos tumorais, aumentando a concentração do fármaco no local de ação.

Ensaios clínicos

Ensaios de fase I e II:

Avaliámos a segurança e a farmacocinética do Onivyde em doentes com tumores sólidos avançados.

Mostrou uma atividade antitumoral promissora e um perfil de segurança controlável.

Ensaios de fase III:

Avaliou a eficácia e segurança do Onivyde em combinação com fluorouracilo e leucovorina no cancro pancreático metastático.

Demonstrou melhorias significativas na sobrevivência global e na sobrevivência sem progressão em comparação com os grupos de controlo.

Sucesso no mercado

Aprovação e comercialização:

Aprovação da FDA em 2015 para o tratamento do cancro pancreático metastático em combinação com fluorouracilo e leucovorina.

Reconhecida como uma opção de tratamento valiosa para pacientes com alternativas terapêuticas limitadas.

Impacto no mercado:

O sucesso de Onivyde é atribuído à sua capacidade de melhorar os resultados de sobrevivência em doentes com cancro do pâncreas metastático, uma doença difícil e agressiva.

Amplamente adotado na prática clínica, proporcionando uma nova opção de tratamento para uma população de doentes difícil de tratar.

Factores-chave que contribuem para o sucesso:

Aumento da eficácia: O encapsulamento lipossómico melhora a estabilidade e a biodisponibilidade do irinotecano.

Benefício clínico: Demonstrou melhorias significativas nos resultados de sobrevivência em ensaios clínicos.

Aprovação regulamentar: Obteve a aprovação da FDA, expandindo as opções de tratamento para o cancro pancreático metastático.

Estudo de caso 4: Patisiran (siRNA lipossómico)

Desenvolvimento

Patisiran, desenvolvido pela Alnylam Pharmaceuticals, é a primeira terapêutica de interferência de RNA (RNAi) aprovada pela FDA. Encapsulado em nanopartículas lipídicas, o patisiran tem como alvo e degrada o ARNm da transtirretina (TTR) mutante, reduzindo a produção da proteína TTR causadora da doença na amiloidose hereditária mediada pela transtirretina (hATTR).

Caraterísticas principais:

Nanopartículas lipídicas: Protegem o siRNA da degradação e facilitam a entrega eficiente aos hepatócitos.

Silenciamento de genes direcionados: Tem como alvo específico e degrada o ARNm da TTR mutante, reduzindo os níveis da proteína patogénica.

Ensaios clínicos

Ensaios de fase I e II:

Avaliámos a segurança, a tolerabilidade e a farmacocinética do patisiran em doentes com hATTR.

Apresentou uma redução significativa dos níveis séricos de TTR e um perfil de segurança favorável.

Ensaios de fase III:

O ensaio APOLLO demonstrou melhorias significativas na função neurológica e na qualidade de vida dos doentes com hATTR.

Destacou um perfil de segurança e tolerabilidade favorável.

Sucesso no mercado

Aprovação e comercialização:

Aprovação da FDA em 2018 para o tratamento da polineuropatia causada por hATTR.

Reconhecido como um tratamento inovador para uma doença genética anteriormente não tratável.

Impacto no mercado:

O sucesso do Patisiran é atribuído ao seu novo mecanismo de ação e aos benefícios clínicos significativos numa doença rara.

Estabeleceu as terapêuticas RNAi como uma modalidade de tratamento viável, abrindo caminho para desenvolvimentos futuros.

Factores-chave que contribuem para o sucesso:

Mecanismo inovador: A tecnologia RNAi permite o silenciamento de genes específicos, abordando a causa principal da doença.

Eficácia clínica: Melhorias significativas demonstradas nos resultados clínicos numa doença anteriormente não tratável.

Marcos regulamentares: Obteve a aprovação da FDA, proporcionando uma nova opção de tratamento para pacientes com hATTR.

O sucesso de medicamentos lipossómicos como o Doxil, Ambisome, Onivyde e Patisiran realça o potencial transformador dos sistemas de administração de medicamentos lipossómicos. Estes estudos de caso demonstram como as estratégias de formulação inovadoras, a avaliação clínica rigorosa e a resposta a necessidades médicas não satisfeitas podem conduzir a avanços terapêuticos significativos e ao sucesso no mercado. Ao tirar partido das propriedades únicas dos lipossomas, estes medicamentos melhoraram os resultados dos doentes e estabeleceram novos padrões nas respectivas áreas terapêuticas.

9. Aspectos regulamentares e vias de aprovação dos medicamentos lipossomais

Os sistemas de administração de medicamentos lipossómicos têm caraterísticas e complexidades únicas que exigem um quadro regulamentar específico. Agências reguladoras como a FDA (U.S. Food and Drug Administration) e a EMA (European Medicines Agency) estabeleceram diretrizes para garantir a segurança, a eficácia e a qualidade dos medicamentos lipossómicos. Esta secção apresenta uma panorâmica detalhada dos aspectos regulamentares e das vias de aprovação dos medicamentos lipossómicos, destacando as principais considerações e desafios enfrentados pelos criadores.

Quadro regulamentar para medicamentos lipossómicos

Diretrizes da FDA

A FDA desenvolveu diretrizes abrangentes para o desenvolvimento e aprovação de medicamentos lipossómicos. Estas diretrizes descrevem os requisitos para a caraterização, controlo de qualidade e avaliação clínica de formulações lipossómicas.

Principais diretrizes da FDA:

Orientações para a indústria: Medicamentos com lipossomas: Fornece recomendações sobre a informação química, de fabrico e de controlo (CMC) necessária para os medicamentos lipossomais, incluindo pormenores sobre a composição dos lipossomas, a estabilidade e os métodos analíticos.

Orientações para a indústria: Produtos farmacêuticos com lipossomas: Desenvolvimento não clínico e clínico: Oferece orientações sobre o desenvolvimento não clínico e clínico de medicamentos lipossómicos, incluindo recomendações para estudos pré-clínicos, conceção de ensaios clínicos e avaliações de segurança.

Considerações fundamentais para a aprovação da FDA:

Caracterização: Caracterização físico-química exaustiva dos lipossomas, incluindo o tamanho das partículas, o potencial zeta, a eficiência da encapsulação e a estabilidade.

Controlos de fabrico: Processos de fabrico robustos e medidas de controlo de qualidade para garantir a consistência de lote para lote e a qualidade do produto.

Estudos pré-clínicos: Realização de estudos pré-clínicos relevantes para avaliar a segurança, a biodistribuição e a farmacocinética da formulação lipossómica.

Ensaios clínicos: Conceção e realização de ensaios clínicos bem controlados para demonstrar a segurança e a eficácia do medicamento lipossómico.

Submissões regulamentares: Preparar e submeter um pedido de Investigação de Novos Medicamentos (IND) para ensaios clínicos e um Pedido de Novo Medicamento (NDA) ou Pedido de Licença Biológica (BLA) para aprovação do mercado.

Diretrizes da EMA

A EMA também estabeleceu diretrizes para o desenvolvimento e aprovação de medicamentos lipossómicos, centrando-se na qualidade, segurança e eficácia destas formulações.

Principais diretrizes da EMA:

Diretrizes sobre a qualidade dos medicamentos lipossomais: Fornece recomendações sobre os requisitos de qualidade para os medicamentos lipossomais, incluindo a caraterização, estabilidade e controlo de qualidade.

Diretrizes sobre o desenvolvimento não clínico e clínico de medicamentos lipossómicos: Oferece orientações sobre o desenvolvimento não clínico e clínico de medicamentos lipossómicos, incluindo avaliações de segurança, farmacocinética e conceção de ensaios clínicos.

Considerações fundamentais para a aprovação da EMA:

Caracterização físico-química: Caracterização detalhada das formulações lipossómicas, incluindo a distribuição do tamanho das partículas, a carga superficial e a eficiência da encapsulação.

Estudos de estabilidade: Realização de estudos de estabilidade para avaliar o prazo de validade e a estabilidade de medicamentos lipossómicos em várias condições de armazenamento.

Estudos não clínicos: Realização de estudos não clínicos relevantes para avaliar a segurança, a biodistribuição e a farmacocinética da formulação lipossómica.

Desenvolvimento clínico: Conceção e realização de ensaios clínicos para demonstrar a segurança e a eficácia do medicamento lipossómico na população-alvo de doentes.

Submissões regulamentares: Preparar e submeter um Pedido de Ensaio Clínico (CTA) para ensaios clínicos e um Pedido de Autorização de Comercialização (MAA) para aprovação do mercado.

Principais considerações para obter aprovação regulamentar

1. Caracterização exaustiva:

A caraterização físico-química pormenorizada das formulações lipossómicas é essencial para garantir a qualidade e a consistência do produto.

Os métodos analíticos devem ser validados para medir com precisão parâmetros-chave como o tamanho das partículas, o potencial zeta, a eficiência do encapsulamento e o perfil de libertação do fármaco.

2. Processos de fabrico robustos:

Os processos de fabrico consistentes e reprodutíveis são cruciais para garantir a uniformidade de lote para lote e a qualidade do produto.

Devem ser implementadas medidas de controlo de qualidade para monitorizar os atributos críticos e garantir a conformidade com as normas regulamentares.

3. Estabilidade e prazo de validade:

Devem ser realizados estudos de estabilidade para avaliar o prazo de validade e a estabilidade dos medicamentos lipossómicos em várias condições de armazenamento.

Devem ser identificadas condições de armazenamento e materiais de embalagem adequados para manter a estabilidade do produto.

4. Segurança e eficácia:

Os estudos não clínicos devem avaliar a segurança, a biodistribuição e a farmacocinética das formulações lipossómicas.

Os ensaios clínicos devem ser concebidos para demonstrar a segurança e a eficácia dos medicamentos lipossómicos na população-alvo de doentes, seguindo as orientações regulamentares para a conceção do estudo e os parâmetros.

5. Apresentações regulamentares:

As apresentações regulamentares completas devem incluir informações pormenorizadas sobre a caraterização, o fabrico, o controlo de qualidade, os estudos não clínicos e os ensaios clínicos do medicamento lipossomal.

O envolvimento com as agências reguladoras através de reuniões de pré-apresentação e aconselhamento científico pode facilitar o processo de aprovação.

Desafios enfrentados pelos programadores

1. Caracterização do complexo:

A natureza complexa das formulações lipossómicas requer técnicas analíticas avançadas e conhecimentos especializados para uma caraterização abrangente.

Garantir a consistência e a reprodutibilidade dos métodos de caraterização pode ser um desafio.

2. Fabrico e aumento de escala:

Pode ser difícil aumentar as formulações lipossómicas da escala laboratorial para a escala comercial, mantendo a qualidade e a consistência do produto.

A implementação de processos de fabrico sólidos e de medidas de controlo de qualidade é essencial, mas pode exigir muitos recursos.

3. Estabilidade e prazo de validade:

Garantir a estabilidade dos medicamentos lipossomais em várias condições de armazenamento pode ser um desafio.

A identificação das condições de armazenamento e dos materiais de embalagem adequados exige testes de estabilidade exaustivos.

4. Obstáculos regulamentares:

Navegar no processo de aprovação regulamentar de medicamentos lipossómicos pode ser complexo e moroso.

O cumprimento dos requisitos rigorosos de caraterização, fabrico e avaliação clínica exige recursos e conhecimentos substanciais.

5. Conceção de ensaios clínicos:

A conceção e a realização de ensaios clínicos para demonstrar a segurança e a eficácia dos medicamentos lipossómicos pode ser um desafio, especialmente no caso de doenças raras ou de pequenas populações de doentes.

A seleção de parâmetros adequados e de populações de doentes requer uma análise cuidadosa e orientações regulamentares.

O quadro regulamentar para os medicamentos lipossómicos, tal como estabelecido pela FDA e pela EMA, fornece diretrizes abrangentes para a caraterização, fabrico e avaliação clínica destas formulações complexas. A obtenção da aprovação regulamentar para os medicamentos lipossómicos requer uma compreensão profunda destas diretrizes e um planeamento cuidadoso para abordar as principais considerações e desafios. Ao utilizar técnicas analíticas avançadas, processos de fabrico robustos e ensaios clínicos bem concebidos, os criadores podem navegar com êxito pelas vias de aprovação regulamentar e introduzir no mercado medicamentos lipossómicos inovadores, melhorando, em última análise, os resultados para os doentes e fazendo avançar o campo da administração de medicamentos.

10. Tendências futuras e inovações na administração de medicamentos lipossomais

O campo da administração de fármacos lipossómicos está em constante evolução, impulsionado pela investigação de ponta e pelos avanços tecnológicos. Esta secção explora as tendências e inovações futuras que têm o potencial de revolucionar a administração de medicamentos e os cuidados dos doentes, incluindo lipossomas inteligentes, medicina personalizada e outras estratégias emergentes.

Lipossomas inteligentes

Os lipossomas inteligentes representam um avanço empolgante na administração de medicamentos por lipossomas. Estes lipossomas inovadores foram concebidos para responder a estímulos específicos no organismo, permitindo a libertação controlada e direcionada de fármacos.

Tipos de lipossomas inteligentes

1. Lipossomas sensíveis ao pH:

Concebidos para libertar a sua carga útil em resposta ao ambiente ácido dos tumores ou dos tecidos inflamados.

Composto por lípidos que são estáveis ao pH fisiológico, mas que se desestabilizam em condições ácidas, levando à libertação do fármaco.

Aplicações:

Eficaz no combate ao microambiente ácido dos tumores, melhorando a administração de agentes quimioterapêuticos.

Útil no tratamento de infecções em tecidos inflamados, onde o pH é mais baixo do que nos tecidos saudáveis.

2. Lipossomas sensíveis à temperatura:

Concebidos para libertar o seu conteúdo quando expostos a temperaturas elevadas.

Normalmente composto por lípidos termossensíveis que sofrem uma transição de fase a temperaturas específicas.

Aplicações:

Pode ser utilizado em combinação com tratamentos de hipertermia para o cancro, em que o aquecimento localizado desencadeia a libertação de fármacos no local do tumor.

Potencial para a administração controlada de medicamentos em várias condições médicas que podem ser geridas com aquecimento localizado.

3. Lipossomas sensíveis a enzimas:

Concebidos para libertar medicamentos em resposta a enzimas específicas presentes nos locais de doença.

Contêm ligantes ou lípidos que podem ser separados por enzimas e que são degradados pelas enzimas-alvo.

Aplicações:

Eficaz no tratamento de tecidos com níveis elevados de enzimas específicas, tais como metaloproteinases de matriz em tumores ou proteases em tecidos inflamados.

Pode ser adaptada para libertar fármacos em resposta a perfis enzimáticos únicos de diferentes doenças.

4. Lipossomas sensíveis à luz:

Concebidos para libertar a sua carga útil quando expostos a comprimentos de onda específicos de luz.

Contêm compostos fotossensíveis que desencadeiam a desestabilização dos lipossomas ou a formação de poros após a ativação da luz.

Aplicações:

Potencial para a libertação não invasiva, espacial e temporalmente controlada de fármacos utilizando fontes de luz externas.

Útil no tratamento de doenças de pele ou doenças em que a luz pode ser facilmente aplicada.

Medicina personalizada

A medicina personalizada visa adaptar os tratamentos a cada doente com base nos seus factores genéticos, ambientais e de estilo de vida. Os sistemas lipossómicos de administração de medicamentos podem desempenhar um papel fundamental no avanço da medicina personalizada.

Formulações lipossomais personalizadas

1. Perfil genético e resposta aos medicamentos:

Utilização do perfil genético para identificar os doentes que provavelmente responderão bem a formulações lipossómicas específicas.

Desenvolvimento de lipossomas que podem transportar agentes terapêuticos personalizados com base em perfis genéticos individuais.

Aplicações:

Terapia personalizada do cancro, em que as formulações lipossomais são personalizadas com base na genética do tumor.

Tratamento de doenças genéticas com entrega lipossómica de terapias genéticas adaptadas a mutações individuais.

2. Terapia guiada por biomarcadores:

Utilização de biomarcadores para orientar a seleção e otimização de formulações de medicamentos lipossomais.

Desenvolvimento de lipossomas que visam biomarcadores específicos expressos em células doentes.

Aplicações:

Entrega orientada de medicamentos a células cancerígenas que expressam marcadores de superfície específicos, melhorando a eficácia e reduzindo os efeitos fora do alvo.

Tratamento personalizado de doenças infecciosas com base em biomarcadores específicos do agente patogénico.

3. Composição personalizada de lipossomas:

Modificar a composição dos lipossomas para se adaptar às necessidades farmacocinéticas e farmacodinâmicas de cada doente.

Desenvolvimento de lipossomas com perfis de libertação adaptados e capacidades de segmentação.

Aplicações:

Regimes de tratamento personalizados para doenças crónicas, em que a libertação do fármaco pode ser ajustada com base em factores específicos do doente.

Vacinas lipossómicas personalizadas que têm em conta as respostas imunitárias individuais.

Estratégias emergentes na administração lipossómica de medicamentos

1. Terapia combinada com lipossomas:

Utilização de lipossomas para coadministrar múltiplos agentes terapêuticos, aumentando a eficácia do tratamento através de efeitos sinérgicos.

Desenvolvimento de lipossomas que podem transportar uma combinação de fármacos, genes e/ou agentes de imagiologia.

Aplicações:

Quimioterapia combinada para o cancro, em que vários agentes quimioterapêuticos são encapsulados num único lipossoma.

Co-entrega de medicamentos e genes para doenças que exigem abordagens terapêuticas combinadas.

2. Técnicas avançadas de seleção de alvos:

Utilização de técnicas avançadas de seleção de alvos para melhorar a especificidade e a eficácia da administração de fármacos lipossómicos.

Desenvolvimento de lipossomas com ligandos direcionados, como anticorpos, péptidos ou aptâmeros, para uma entrega precisa às células doentes.

Aplicações:

Melhoria da orientação das células cancerígenas utilizando lipossomas conjugados com anticorpos.

Entrega precisa de fármacos a tecidos inflamados utilizando lipossomas orientados para péptidos.

3. Lipossomas biodegradáveis e bio-responsivos:

Conceção de lipossomas com materiais biodegradáveis e bio-responsivos para melhorar a segurança e a eficácia.

Desenvolvimento de lipossomas que se degradam em subprodutos não tóxicos e respondem dinamicamente ao ambiente biológico.

Aplicações:

Administração segura e eficaz de medicamentos em doenças crónicas, em que é necessário um tratamento a longo prazo.

Sistemas de administração de medicamentos reactivos que se adaptam a alterações no estado da doença ou no regime de tratamento.

4. Vacinas à base de lipossomas:

Utilização de lipossomas como veículos de entrega de vacinas para melhorar as respostas imunitárias.

Desenvolvimento de vacinas à base de lipossomas que proporcionam uma libertação controlada de antigénios e uma entrega orientada para as células imunitárias.

Aplicações:

Vacinas melhoradas para doenças infecciosas, proporcionando uma maior imunogenicidade e proteção.

Vacinas contra o cancro à base de lipossomas que estimulam respostas imunitárias antitumorais robustas.

Impacto potencial na administração de medicamentos e nos cuidados aos doentes

1. Maior eficácia e segurança:

Os lipossomas inteligentes e as abordagens de medicina personalizada podem aumentar significativamente a eficácia e a segurança dos tratamentos.

A administração orientada e controlada de medicamentos reduz a toxicidade sistémica e melhora os resultados terapêuticos.

2. Melhoria da adesão dos doentes:

Os regimes de tratamento personalizados e as formulações lipossómicas avançadas podem melhorar a adesão dos doentes ao tratamento, reduzindo os efeitos secundários e a frequência de dosagem.

Os sistemas de administração de medicamentos lipossómicos que proporcionam uma libertação sustentada e uma administração direcionada podem simplificar os protocolos de tratamento.

3. Alargamento das opções terapêuticas:

As inovações no domínio da administração lipossómica de medicamentos abrem novas vias para o tratamento de doenças que anteriormente não podiam ser tratadas.

As capacidades avançadas de direcionamento e libertação controlada permitem o desenvolvimento de novas terapias para uma vasta gama de condições médicas.

4. Cuidados de saúde com boa relação custo-eficácia:

Ao melhorar a eficácia do tratamento e reduzir os efeitos adversos, os sistemas avançados de administração de medicamentos lipossómicos podem contribuir para uma boa relação custo-eficácia dos cuidados de saúde.

As abordagens de medicina personalizada podem otimizar a utilização de recursos e reduzir o custo global do tratamento.

O futuro da administração de fármacos lipossómicos é promissor, com os lipossomas inteligentes e a medicina personalizada na vanguarda da inovação. Estes avanços têm o potencial de revolucionar a administração de fármacos e os cuidados aos doentes, oferecendo opções de tratamento mais eficazes, seguras e personalizadas. A investigação e o desenvolvimento contínuos neste domínio conduzirão, sem dúvida, a novos avanços, melhorando os resultados para os doentes numa vasta gama de condições médicas. À medida que estas tecnologias amadurecem, desempenharão um papel cada vez mais vital na definição do futuro da medicina, aproximando-nos do objetivo de cuidados de saúde verdadeiramente personalizados.

11. Conclusão e perspectivas futuras

Este livro fornece uma exploração aprofundada dos sistemas de administração de fármacos lipossómicos, abrangendo a sua evolução histórica, diversos tipos, mecanismos de encapsulamento e libertação, aspectos regulamentares, aplicações clínicas, estudos de casos e tendências futuras. Os lipossomas, com a sua capacidade única de encapsular fármacos hidrofílicos e hidrofóbicos, revolucionaram a administração de fármacos ao oferecerem uma biodisponibilidade melhorada, toxicidade reduzida e capacidades de administração direcionada. Os diferentes tipos de lipossomas, incluindo os lipossomas convencionais, PEGilados, imunolipossomas, catiónicos e furtivos, oferecem vantagens distintas adaptadas a aplicações terapêuticas específicas.

Apesar dos progressos notáveis na administração de fármacos lipossómicos, continuam a existir vários desafios, nomeadamente no que diz respeito à estabilidade, à fuga de fármacos e à complexidade dos processos de fabrico. No entanto, os avanços contínuos nas técnicas de formulação, nas medidas de controlo de qualidade e nos quadros regulamentares de agências como a FDA e a EMA estão a abordar estas questões, abrindo caminho a produtos lipossómicos mais robustos e fiáveis. As histórias de sucesso de medicamentos como o Doxil e o Ambisome realçam o potencial das formulações lipossómicas para alcançarem um sucesso clínico e comercial significativo, sublinhando a importância de uma conceção inovadora, de testes clínicos rigorosos e de uma navegação regulamentar estratégica.

Olhando para o futuro, o futuro dos sistemas de administração de fármacos lipossómicos está repleto de potencial, impulsionado pela investigação de ponta e pelas tendências emergentes, como os lipossomas inteligentes e a medicina personalizada. Os lipossomas inteligentes, capazes de responder a estímulos fisiológicos específicos, prometem aumentar a precisão e o controlo da libertação de fármacos, maximizando assim a eficácia terapêutica e minimizando os efeitos secundários. A medicina personalizada, que aproveita o perfil genético e a identificação de biomarcadores, permitirá a personalização das formulações lipossómicas de acordo com os perfis individuais dos doentes, optimizando os resultados do tratamento e minimizando as reacções adversas.

Espera-se que a investigação e o desenvolvimento em curso neste domínio revolucionem a indústria farmacêutica, alargando as opções terapêuticas, melhorando a eficácia do tratamento e promovendo soluções de cuidados de saúde mais rentáveis. A integração de técnicas avançadas de seleção de alvos, terapias combinadas, materiais biodegradáveis e vacinas baseadas em lipossomas alargará ainda mais os horizontes da administração de medicamentos por lipossomas. À medida que estas tecnologias continuam a evoluir, prometem melhorar significativamente os cuidados de saúde prestados aos doentes, oferecendo tratamentos mais eficazes, seguros e adaptados a uma vasta gama de condições médicas.

Em conclusão, os sistemas lipossómicos de administração de fármacos já tiveram um impacto profundo na medicina moderna e o seu potencial futuro é vasto. Os avanços discutidos neste livro destacam o poder transformador das tecnologias lipossómicas, preparadas para revolucionar a administração de medicamentos e melhorar os resultados

dos doentes. O compromisso contínuo com a investigação e a inovação neste domínio conduzirá, sem dúvida, a desenvolvimentos inovadores, anunciando uma nova era na ciência farmacêutica e nos cuidados de saúde personalizados.

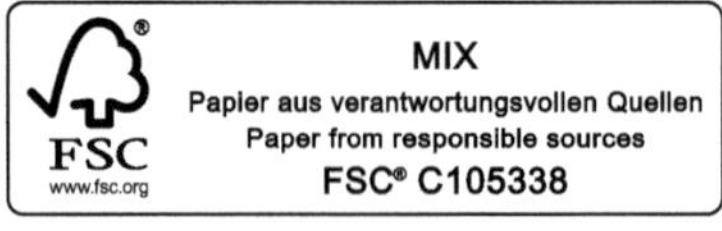

Printed by Books on Demand GmbH, Norderstedt / Germany